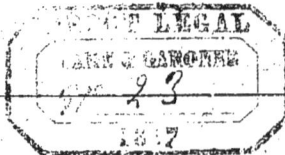

DE LA

FIÈVRE RÉMITTENTE,

IMPROPREMENT APPELÉE

FIÈVRE TYPHOÏDE.

(Lecture au Congrès médical international de Paris, le 20 août 1867.)

LES CONCOURS

Pour les Emplois médicaux.

Rapport lu en assemblée générale à la Société médicale de Tarn-et-Garonne,
le 17 octobre 1865);

PAR F. BOLE,

Docteur en médecine de la Faculté de Paris, Chirurgien de l'Hôpital,
Secrétaire du Comité d'hygiène de Castelsarrasin.

MONTAUBAN,

IMPRIMERIE FORESTIÉ NEVEU, RUE DU VIEUX-PALAIS, 23.

—

1868.

DE LA FIÈVRE RÉMITTENTE,

IMPROPREMENT APPELÉE FIÈVRE TYPHOÏDE.

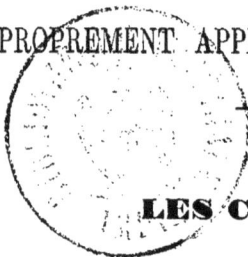

LES CONCOURS

POUR LES EMPLOIS MÉDICAUX.

DE LA
FIÈVRE RÉMITTENTE,

IMPROPREMENT APPELÉE

FIÈVRE TYPHOÏDE.

(Lecture au Congrès médical international de Paris, le 20 août 1867.)

———

LES CONCOURS
Pour les Emplois médicaux.

(Rapport lu en assemblée générale à la Société médicale de Tarn-et-Garonne,
le 17 octobre 1865);

PAR F. BOLE,

Docteur en médecine de la Faculté de Paris, Chirurgien de l'Hôpital,
Secrétaire du Comité d'hygiène de Castelsarrasin.

MONTAUBAN,

IMPRIMERIE FORESTIÉ NEVEU, RUE DU VIEUX-PALAIS, 23.

—

1868.

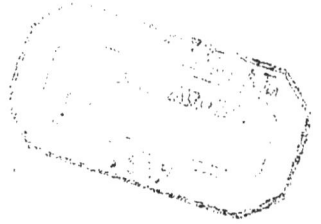

ASSOCIATION GÉNÉRALE

DES MÉDECINS DE FRANCE.

——◦——

SOCIÉTÉ LOCALE

DE

TARN-ET-GARONNE.

——►◄——

ASSEMBLÉE GÉNÉRALE DU 23 DÉCEMBRE 1867.

———

Séance du 23 décembre 1867.

———

M. le docteur Bôle demande la parole et donne lecture
d'un Mémoire sur la fièvre rémittente, improprement
appelée typhoïde, qu'il a déjà communiqué au Congrès
médical international de 1867.

MESSIEURS,

Elève de l'école de Montpellier, docteur de l'école de Paris,
j'observe, depuis plus de vingt ans, la fièvre rémittente à
Castelsarrasin, et c'est le résultat de mes observations que je
viens vous soumettre, persuadé que les idées médicales n'ont
de valeur qu'autant qu'elles sont discutées et jugées par une
réunion de confrères compétents.

Causes.

La fièvre rémittente s'observe à Castelsarrasin, pendant tout le cours de l'année, quelle que soit la saison ; elle est plus fréquente dans les mois d'août, septembre, octobre, novembre et décembre. Elle a apparu, sous forme épidémique, en 1847, après les travaux du canal, consistant en vastes remuements de terrains ; en 1855, 1856, 1857, 1866, après les inondations de la Garonne. Les causes en sont locales, et voici comment je les signalais déjà, en 1855, au comité d'hygiène :

« Les causes d'insalubrité sont nombreuses et de nature diverse ; celles dont il faut s'occuper d'abord, comme les plus funestes, sont celles qui agissent en viciant l'air atmosphérique. L'air, en effet, est le milieu dans lequel nous vivons : notre corps entier en est constamment baigné ; une des fonctions la plus essentielle à notre économie, la respiration, met en contact permanent avec nos poumons une quantité considérable de ce fluide, et l'on comprendra toute l'importance de la pureté de l'air, en se rappelant que, d'après Milne Edwards, l'homme adulte, de stature moyenne, en consomme, par jour, trois mille cinq cents litres.

« Une grande cause d'insalubrité, et celle qui nous paraît le mieux démontrée, c'est, pendant les chaleurs de l'été et de l'automne, le mélange à l'air atmosphérique de miasmes provenant du dessèchement des mares d'eau stagnantes. Plusieurs villages de l'arrondissement sont encore entourés d'anciens fossés de fortifications ; d'autres ont, pour abreuver leurs bestiaux, des flaques d'eau, peu profondes, et alimentées seulement par les eaux pluviales ; l'hiver, l'eau recouvre la vase, l'évaporation n'a pas lieu et ces mares n'ont pas d'inconvénient ;

mais lorsque les chaleurs arrivent, l'eau tarit, et les vases
boueuses qui restent deviennent alors de véritables foyers
d'infection. L'arrondissement est sillonné, dans une foule de
points, de petits cours d'eau, tels que la Gimonne, la
Sère, etc. En hiver, l'eau s'écoule et se renouvelle avec assez
de rapidité, sans danger pour la santé publique; mais pendant la saison chaude, ces eaux tarissent et ces ruisseaux
acquièrent des propriétés malfaisantes.

« La Garonne, elle aussi, par ses débordements, par les
mares d'eau stagnantes qu'elle forme sur ses bords, dans les
endroits déprimés, devient en été, lorsque ces mares tarissent,
un vaste foyer d'exhalations miasmatiques; c'est à cette époque
de l'année surtout, et dans le cours de l'automne, qu'appa-
raissent les épidémies de fièvres graves, rémittentes, perni-
cieuses, typhoïdes.

« Le comité croit devoir insister sur cette grande cause
d'insalubrité, les *eaux stagnantes* ; c'est elle qui donne, pour
ainsi dire, à l'arrondissement le cachet de sa constitution
médicale. Dans beaucoup de localités (Castelsarrasin entre
autres), la fièvre intermittente est endémique; et pendant les
chaleurs, nos populations sont affligées de maladies analogues à celles qui règnent dans les pays marécageux. Presque
toutes nos maladies revêtent la forme rémittente, souvent pernicieuse, quelquefois typhoïde, mais la plupart de ces maladies
sont sous l'influence d'une cause unique, le miasme exhalé
de ces mares fétides, miasme analogue au miasme paludéen.

« Cela est si vrai que, dans la plupart des cas, un seul traitement réussit, c'est celui par le sulfate de quinine ou les
préparations de quinquina. L'inondation récente de la Garonne
est une nouvelle preuve de notre opinion; car, dans le moment
actuel, il s'exhale des terrains inondés des odeurs fétides,
provenant des vases que le fleuve a déposées hors de son lit,

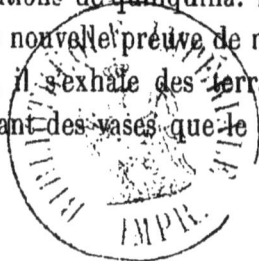

et de la putréfaction de nombreuses plantes que l'inondation a détruites.

« L'atmosphère est tellement viciée, infectée de ces miasmes, que déjà les fièvres graves, de nature maligne, ont reparu dans la contrée. La viciation de l'air, comme cause d'épidémie, n'est point une théorie nouvelle : déjà en 1626, dans un opuscule écrit en latin et intitulé : *De febre epidemica in Montis-Albani, obsidione grassata*, l'auteur, Antonin Gendre, en racontant la peste qui sévit à Montauban pendant l'automne de 1621 et le siége de la ville par Louis XIII, en signale ainsi les causes : *Ab aquis stagnantibus, a cadaveribus non sepultis, corruptus aer.*

« Les moyens de remédier à ces causes d'insalubrité étaient indiqués en 1855 et ils me paraissent encore pleins d'à-propos.

« 1° Exiger que toutes les mares d'eau stagnante, avoisinant les villages, soient comblées ; 2° que les petits ruisseaux soient agrandis dans les points étroits, redressés dans les endroits sinueux, afin de faciliter l'écoulement de leurs eaux; 3° pour la Garonne, il serait à désirer que son lit fût bordé de digues parallèles, de manière à rendre ses débordements moins fréquents ; et pour combler les mares d'eau stagnante, qui existent le long du fleuve, il faudrait prescrire aux propriétaires riverains des plantations d'arbres. Alors, dans l'espace de quelques années, les inondations elles-mêmes combleraient ces mares, en apportant dans les bas-fonds un limon fécondant, que les arbres y retiendraient. Les arbres, d'ailleurs, sont un moyen naturel de purification de l'air atmosphérique, puisqu'ils prennent à ce fluide l'acide carbonique qui le vicie, et lui rendent l'oxygène que la respiration des animaux lui enlève.

« Un moyen d'assainissement spécial à la ville de Castelsarrasin, serait une prise d'eau courante fournie par le canal.

Diagnostic.

« La fièvre rémittente frappe tous les âges, toutes les classes de la société ; mais, il faut le reconnaître, comme toutes les maladies épidémiques, elle sévit surtout sur la classe pauvre, qui peut difficilement observer les prescriptions de l'hygiène ; elle est sujette à récidive. J'ai vu dans les vingt années les mêmes sujets avoir jusqu'à deux et trois fois la même fièvre.

« La fièvre rémittente est une maladie grave ; elle dure de 25 à 40 jours. Sous la forme que j'appellerai *simple*, il est difficile d'assigner une lésion spéciale d'organes. La fièvre, le plus souvent quotidienne, avec des rémittences très-variables quant à la durée, constitue toute la maladie.

« La fièvre rémittente grave est souvent *compliquée* de lésions organiques, et alors elle peut être entée sur toutes les maladies du cadre nosologique.

« En 1855, pendant les mois d'août, septembre et octobre, les congestions affectaient les organes abdominaux, se traduisant par des ballonnements du ventre, des vomissements, de la diarrhée, et ce sont ces accidents qui ont fait confondre la maladie avec la fièvre typhoïde entéro-mésentérique continue de Paris.

« Pendant les mois de novembre et décembre 1855, les congestions pulmonaires ont été plus fréquentes. C'était des catarrhes, des bronchites, des pneumonies, mais toujours avec le type rémittent, et, en effet, Messieurs, le caractère distinctif et important à noter de la maladie dont je vous entretiens, est la *rémittence,* c'est-à-dire que, dans dans les 24 heures, quelquefois plus tôt, quelquefois plus tard, la maladie, quelle que soit la lésion d'organes, offre une rémission évidente ; les phénomènes morbides sont amoindris, le malade est plus calme, la chaleur de la peau moins forte, le pouls moins fréquent. Cette rémission est quelquefois difficile à saisir, surtout quand elle coïncide avec la nuit. Le médecin faisant ses visites le jour, si son attention n'est pas éveillée de ce côté, peut croire à une fièvre continue sans rémittence ; mais en questionnant le malade, ou ceux qui l'ont veillé, il apprend que, dans la nuit, une légère moiteur s'est déclarée, que le malade s'est trouvé mieux, son diagnostic devient précis alors, et il se hâte d'administrer le sulfate de quinine.

« On a confondu la fièvre rémittente avec la fièvre typhoïde de Paris, et, en effet, la durée de la fièvre rémittente, le délire, le coma, la stupeur, la diarrhée qui la compliquent souvent, lui donnent une certaine analogie avec la fièvre entéro-mésentérique, si bien décrite par les auteurs de l'école de Paris ; mais la fièvre typhoïde est continue, sans redoublements, sans accès ; ses lésions anatomiques, l'ulcération des glandes de Peyer et de Brunner sont constantes. Le traitement de la fièvre typhoïde, que j'ai vu réussir à Paris en 1843, 1844, 1845 est le traitement anti-phlogistique, largement formulé par M. Bouilland.

« La fièvre de nos pays est caractérisée par ses rémissions ; son remède spécifique est le sulfate de quinine. La confusion de la fièvre rémittente grave de Castelsarrasin avec la fièvre typhoïde de Paris, est d'autant plus singulière que, pendant vingt ans, je n'ai jamais rencontré un seul cas de fièvre typhoïde avec lésions des glandes de Peyer et de Brunner, ni à Castelsarrasin, ni dans l'arrondissement.

« Au reste, il y a une autre maladie que je n'ai jamais vue à Castelsarrasin, c'est le choléra épidémique. Toulouse et Bordeaux ont eu le choléra ; eh bien ! malgré les communications entre ces deux villes par Castelsarrasin, à l'aide des routes impériales, du canal latéral, du chemin de fer du Midi, notre ville n'a jamais été atteinte par le redoutable fléau.

« Une des formes de la fièvre rémittente, que je n'ai vue signalée nulle part, c'est la forme convulsive chez les jeunes enfants de 1 an à 5 ans. Le petit malade est ordinairement pris subitement de convulsions intenses, affectant le plus souvent un seul côté du corps : quelques sangsues derrière l'oreille dégagent le cerveau, et, en visitant l'enfant plusieurs fois par jour, on s'aperçoit que les convulsions reviennent par accès, quelquefois cinq à six dans les 24 heures ; avec les convulsions coïncide la fièvre, caractérisée par la chaleur de la peau, la fréquence du pouls ; les rémissions sont telles, que je n'hésite plus aujourd'hui à donner, dans l'intervalle des convulsions, du sulfate de quinine à ces petits êtres, et cela avec le plus grand succès.

« Le diagnostic de la fièvre rémittente est quelquefois difficile ; en 1852 je fus appelé, à Montauban à voir un enfant de douze à quatorze ans, malade depuis vingt jours. Les deux confrères avec lesquels je me rencontrai en consultation, avaient diagnostiqué une fièvre typhoïde ; le ventre était ballonné, la diarrhée intense, le malade avait le délire. Je passai auprès de lui une partie de la nuit ; sur le matin le délire cessa, je fus reconnu ; le malade me demanda des nouvelles de sa famille ; la rémission caractéristique me parut évidente ; je proposai le sulfate de quinine ; on m'objecta qu'il aggraverait la diarrhée ; il ne fut point donné, le malade mourut.

« En 1861, le 4 décembre, à Castelsarrasin, un enfant de 13 ans était, au onzième jour de sa maladie, dans un délire comateux ; le médecin de Toulouse, où la maladie avait commencé, avait cru reconnaître, les premiers jours, une *fièvre muqueuse* ; nous étions trois docteurs : le premier diagnostiquait une méningite, le second une fièvre typhoïde, le troisième une fièvre rémittente ; après une longue discussion, le

sulfate de quinine à haute dose fut adopté, et le malade
guérit.

« Pendant les vingt années de mon exercice médical, en ma
qualité de chirurgien d'hospice, j'ai pratiqué cinq amputations
de jambe et une de cuisse, toutes avec succès ; néanmoins la
fièvre rémittente les a presque toutes compliquées. Je crai-
gnais l'infection purulente, que j'avais souvent observée dans
le service de Blandin ; mais la rémittence apparaissant fran-
chement, le sulfate de quinine triomphait de tous les accidents, et la cicatrisation des plaies se faisait heureusement.

« L'infection purulente, si commune et si terrible à la suite
des grandes opérations chirurgicales de Paris, serait-elle une
fièvre rémittente ? et le spécifique en serait-il le sulfate de
quinine?

Traitement.

« Comme vous le pressentez, Messieurs, le remède de la
fièvre rémittente est le sulfate de quinine à haute dose ; je le
donne habituellement et de préférence en potion, lorsque la
rémission apparaît. Il faut dans les cas très-graves le conti-
nuer longtemps, 30, 40 jours de suite ; les redoublements ne
sont pas coupés, ils sont atténués ; si le malade interrompt
l'usage du sulfate de quinine, les exacerbations reparaissent
plus intenses, la maladie empire. ,

Les doses du médicament doivent être assez élevées ; néanmoins, je n'ai jamais dépassé trois grammes cinquante cen-
tigrammes en 24 heures.

« Il est souvent nécessaire de purger le malade au début
de la maladie ; l'action du sulfate de quinine se trouve ainsi
facilitée ; d'autres fois, suivant l'organe congestionné, il faut
mettre des sangsues, employer les révulsifs, mais il faut user
des antiphlogistiques avec modération.

« Le régime doit être sévère, la diète absolue, sans
bouillon, dans la période aiguë; tous les toniques doivent
être proscrits : le vin, les alcooliques, le café, ont toujours
été nuisibles; tout essai d'alimentation a toujours été funeste.

« Avec ces précautions, le sulfate de quinine est vraiment
un médicament héroïque; je dirai qu'il m'a presque toujours
réussi, et pour vous donner des chiffres, pendant les années
1855, 1856, 1857, d'après le relevé fourni à l'administration,
j'ai soigné 117 malades gravement atteints : j'ai eu 8 morts,
un mort par 17 malades.

Nature de la maladie.

« Il me semble que, d'après ces faits précis, toujours les
mêmes, depuis vingt ans, la fièvre grave qui afflige nos
contrées ne saurait être désignée sous le nom de fièvre muqueuse ou typhoïde; sa guérison par le sulfate de quinine lui
assigne sa place; elle doit être rangée parmi les rémittentes :
naturam morborum curationes ostendunt.

« Pour rendre ma démonstration plus complète, j'aurais
désiré vous apporter le résultat de nombreuses autopsies. Je
ne possède qu'une ouverture de corps; la maladie avait duré
40 jours. L'estomac et les petits intestins, examinés avec soin,
ne présentaient aucune trace d'ulcérations ni de cicatrices
d'ulcérations; la muqueuse des gros intestins présentait seulement, dans quelques endroits, de légères arborisations vas-
culaires, indiquant une légère irritation de ces organes; le
malade avait eu de la diarrhée; mais le foie était augmenté
de volume, la rate surtout était engorgée, ramollie, friable;
elle se déchirait facilement sous la pression du doigt. Le sang
qui formait l'engorgement était noirâtre, épaissi et formait
une masse assez analogue à la gelée de groseille.

« La lésion anatomique de la fièvre rémittente résiderait donc dans le foie et principalement dans la rate. Je regrette de n'avoir personnellement qu'une autopsie à l'appui de mon opinion ; mais le docteur Stewardson a publié, en 1841 et 1842, des observations analogues ; on en trouve de pareilles dans Bonnet, Montgellaz et Maillot. Il est acquis depuis long-temps, dans la science, que chaque accès de fièvre intermittente congestionne le foie et surtout la rate ; c'est là une nouvelle preuve de la communauté d'origine entre la fièvre rémittente et la fièvre intermittente ; la même cause dans les deux maladies, le miasme paludéen, produit les mêmes effets.

« Ce miasme est-il un champignon? un animal microscopique? Je l'ignore. Mais il m'est cliniquement démontré par ses effets.

« La fièvre rémittente est-elle contagieuse, c'est-à-dire facilement transmissible? Peut-on l'emporter dans la poche de son paletot? peut-on l'envoyer à quelqu'un dans une lettre à la poste, dans un paquet de cigarres? Je n'ai jamais observé ce mode fantastique de transmission.

« Quoi qu'il en soit, Messieurs, la constitution rémittente me paraît avoir envahi nos contrées, surtout depuis une douzaine d'années. Le champ des fièvres à quinquina s'agrandit tous les jours ; il me semble même que l'indication du sulfate de quinine apparaît plus fréquemment aux observateurs des divers pays. Ainsi nous avons vu rapporter à la fièvre rémittente méconnue la mort du comte de Cavour (1). La fièvre

(1) Maladie du comte de Cavour, du 15 mai au 5 juin 1861. Le docteur Semelaigue et M. le docteur Maffoni, ce dernier médecin consultant du comte de Cavour, croient à une fièvre intermittente pernicieuse. Pour M. Louis Figuier, le comte de Cavour serait mort par trop de saignées et pas assez de sulfate de quinine, etc., etc. (*Année scientifique*, 6ᵐᵉ année, page 276).

jaune, certaines grippes de Paris ne seraient que des fièvres à quinquina (1). »

Séance du 17 octobre 1865.

L'ordre du jour appelle le rapport de M. le docteur Bôle, de Castelsarrasin, sur la question des Concours. Il s'exprime en ces termes :

Messieurs,

Chargé par vous de vous faire un rapport sur la question des concours, je viens m'acquitter de ma mission.

La question du concours se réduit à la recherche du meilleur mode de nomination aux places diverses que le médecin peut occuper en sa qualité de docteur en médecine.

Sous le régime de la loi actuelle, le concours est appliqué à la nomination des agrégés; et pour vous en faire connaître le mécanisme, je ne saurais mieux faire que de vous citer textuellement quelques dispositions du statut du 20 décembre 1855.

Art. 1er. Les agrégés près des facultés de droit, de médecine, des sciences, des lettres, et des écoles supérieures de pharmacie, sont divisés en deux classes.

(1) Le docteur Cazalas, dans la séance du 4 mai 1865, à l'Académie de médecine, lisait un travail sur la fièvre jaune, et sa neuvième conclusion est ainsi conçue : Son traitement rationnel consiste dans l'emploi, dès le début, des évacuants (vomitif et purgatif) pour éliminer les éléments bilieux et typhiques, et du sulfate de quinine pour combattre l'intermittence, sans préjudice des évacuations sanguines générales ou locales, des révulsifs, des calmants, des stimulants, des toniques, etc., que peut nécessiter l'intervention de la pléthore, d'une congestion, d'une phlegmasie, de l'ataxie, de l'adynamie, etc., etc.

Art. 5. Les candidats joignent aux pièces : l'indication de leurs services et de leurs travaux, et déposent un exemplaire de chacun des ouvrages ou mémoires qu'ils ont publiés.

Art. 6. Les juges des concours d'agrégation sont désignés par le ministre, parmi les membres du conseil impérial de l'instruction publique, les inspecteurs généraux de l'enseignement supérieur, les professeurs agrégés des facultés ou des écoles supérieures de pharmacie, et parmi les membres de l'Institut, les professeurs du collége de France et du Muséum d'histoire naturelle. Les juges pour l'agrégation des facultés de médecine peuvent être choisis parmi les membres de l'Académie impériale de médecine.

Art. 19. Dans chaque concours il y a deux sortes d'épreuves : épreuves préparatoires, épreuves définitives.

Art. 43. En médecine, il y a quatre sections d'agrégés.

Art. 44. Les épreuves préparatoires consistent : 1° dans l'appréciation des services et des travaux antérieurs des candidats; 2° dans une composition, et 3° dans une leçon orale. Les compositions sont lues en séance publique.

Art. 46. Les épreuves définitives consistent : en une leçon orale, en épreuves pratiques et en une argumentation.

Art. 49. Chaque concurrent soutient une thèse.

Le soutenant est argumenté (pendant une heure) par deux concurrents.

En 1845, le congrès de Paris, représentant, par des délégués de chaque département, la famille médicale entière, et ayant réuni environ cinq mille adhésions expresses, discuta en assemblée générale, séant à l'Hôtel-de-Ville, la question des concours.

L'assemblée eut à se prononcer sur les divers modes de nomination : 1° la nomination par l'autorité; 2° la nomination sur liste de présentation ; 3° la nomination sur des listes de

présentation que l'on demande au corps enseignant, à l'Académie des sciences, au conseil de l'Université; 4° la nomination
directe par les facultés.

Le congrès rejeta expressément tous ces divers modes, et
donna la préférence à la voie du concours; si bien que
M. Amédée Latour pouvait dire en séance solennelle, en pré-
sence de M. le Ministre de l'instruction publique d'alors,
M. de Salvandy : « Le principe du concours a triomphé d'une
manière éclatante. »

Néanmoins, quelques objections timides se produisirent au
congrès, non pas contre le principe du concours, mais contre
son application trop absolue; les uns lui reprochaient de favo-
riser trop la jeunesse, et de juger sur des épreuves trop théo-
riques, aux dépens des vieux praticiens; les autres deman-
daient que l'autorité nommât le titulaire des chaires nouvelles.
D'autres, enfin, comme aujourd'hui notre honorable confrère
de Dijon, « voulaient que le concours n'existât que pour les
fonctions secondaires. »

C'est cette restriction que je veux m'attacher à combattre
devant vous. Tout le monde est d'accord sur l'excellence du
concours; il développe l'émulation, il excite aux fortes études,
il fait arriver aux fonctions le plus digne de les remplir.

S'il en est ainsi, si le concours nomme le plus digne, c'est
surtout aux degrés supérieurs qu'il faudra l'appliquer, car il
me semble que plus la fonction est élevée, plus il importe à la
société que le plus capable la remplisse.

En pratique, s'il était permis de se départir du concours,
ce serait pour les emplois inférieurs, où, vu le peu d'importance de l'emploi, les concurrents pourraient manquer.

Pour moi, Messieurs, le concours est dans nos habitudes,
dans nos mœurs : nous sommes façonnés au concours dès l'en-
fance; les élèves de toutes les écoles de France concourent

chaque semaine, chaque fin d'année ; nos ingénieurs civils et militaires, nos officiers de terre et de mer, se recrutent par le concours. Dans notre spécialité, nous concourons pour l'internat aux hôpitaux, pour l'agrégation aux facultés, pour les prix divers distribués par les Académies de médecine et des sciences. Nous acceptons volontiers le jugement de nos pairs et mieux encore celui de nos maîtres.

On peut dire du concours, qu'il est partout et toujours. Il répond à une fibre intime du cœur de l'homme, à ce besoin inné de distinction qui nous anime tous, instinct éminemment français, et le principal mobile des nobles actions. Une victoire au concours est la plus glorieuse, la plus légitime des satisfactions.

C'est pourquoi, m'inspirant des traditions de la famille médicale, et convaincu que nos devanciers ont décidé la question des concours dans le vrai sens du progrès, je vous propose, Messieurs, d'émettre les vœux suivants :

1° Que la nomination des professeurs dans les facultés de médecine et de pharmacie, les écoles préparatoires de médecine et de pharmacie, ait lieu par la voie du concours public, suivant les principales dispositions du Statut du 20 décembre 1855, qui règle la nomination des agrégés.

2° Que le concours soit appliqué, autant que possible, à tous les médecins et chirurgiens des hôpitaux, aux médecins des eaux minérales, enfin à toutes les places rétribuées ou honorifiques que les médecins peuvent occuper.

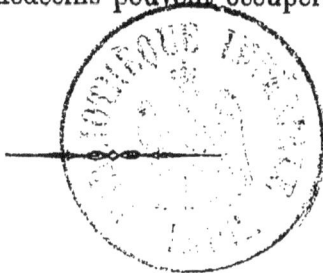

www.ingramcontent.com/pod-product-compliance
Lightning Source LLC
Chambersburg PA
CBHW050429210326
41520CB00019B/5849